この本を読むみなさんへ

監修　土井洋平

　かぜ、インフルエンザ、食中毒など、私たちは、たくさんの病気にかかるかもしれない危険のなかで生きています。さまざまな病気のうち、目に見えない小さな生物（微生物）が原因で起こるものを感染症とよんでいます。

　2019年末から世界に広がった新型コロナウイルスによる感染症（COVID-19）は、私たちのくらしにも大きな影響をあたえ、感染症の恐ろしさをあらためて思い知らせました。感染症は、一人ひとりの健康や生活に関係することはもちろん、家族をはじめとする周りの多くの人との関わりにも影響をおよぼします。さらに、社会のあり方を変えてしまうことさえあるのです。

　今のところ、私たちは感染症との関わりをもたずに生きていくことはできません。ですから、感染症のしくみや広がり方、その予防や治療について正しい知識を身につけ、対応することが大切です。この「教えて！感染症」のシリーズは、みなさんに感染症について知っておいてほしい知識を伝え、それらを日々のくらしに生かしてもらえるようにと願ってつくりました。

　2巻の「感染症と人類のたたかい」では、はるか昔から感染症がたくさんのぎせい者を出してきた歩み、そして、それら感染症の原因の解明や感染症に打ち勝つための方法にいどんだ科学者たちを取り上げています。人類の歴史が感染症とのたたかいの歴史だったといっても、決して大げさでないことがわかるでしょう。

※このシリーズは、とくに断りのない限り、2020年9月時点の情報に基づいています。

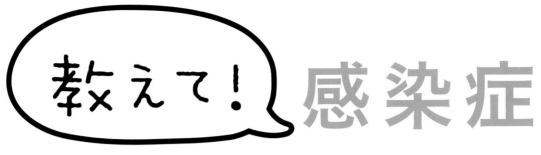

教えて！感染症

「かぜ」から「新型コロナ」まで

2

感染症と人類のたたかい

監修
藤田医科大学医学部教授
土井洋平

小峰書店

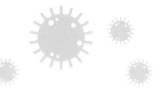

もくじ

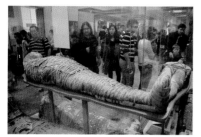

(Cynet Photo)

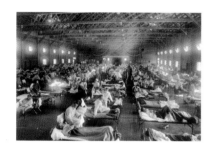

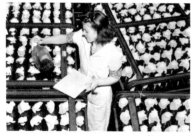

(Cynet Photo)

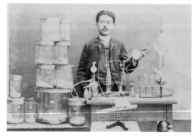

(学校法人北里研究所)

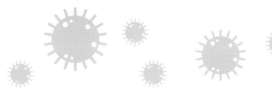

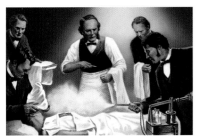

(Bettmann/ ゲッティイメージズ)

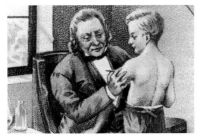

(Cynet Photo)

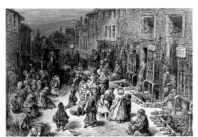

(Cynet Photo)

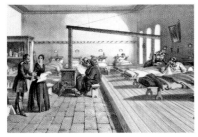

(Cynet Photo)

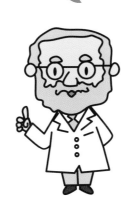

感染症と人類との
長い歴史を
たどってみましょう。

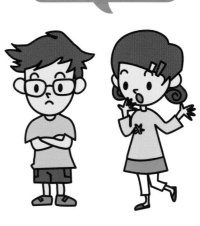

治療法がなかった
ころは、大変
だっただろうね。

3

感染症とたたかってきた人類

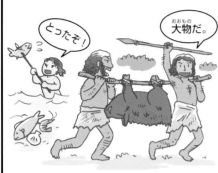

はるか遠い昔、人類は狩りを中心とするくらしをしていた。

とったぞ！

大物だ。

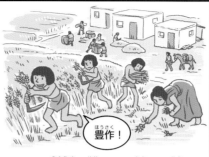

やがて農業が始まり、多くの人が協力して働き、集まってくらすようになった。

豊作！

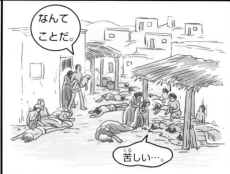

なんてことだ。

苦しい…。

人が集まってくらすことで、人々の間に感染症が広がることになった。

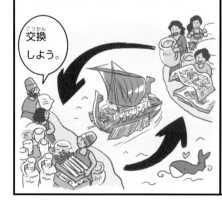

やがて、人類は遠い土地との間で交易をするようになった。

交換しよう。

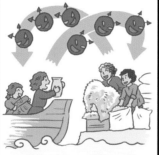

人の行き来がさかんになることで、感染症もより広がることになった。

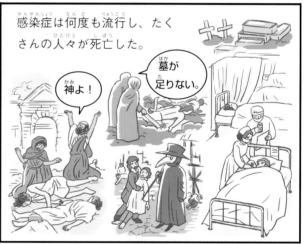

感染症は何度も流行し、たくさんの人々が死亡した。

神よ！

墓が足りない。

 ## 人類をおそった感染症

年代	7000	1000	500	紀元前　紀元後　1		1000
できごと	農業が始まる	エジプトのミイラに天然痘や結核のあとが見える	古代ギリシャで感染症が流行	古代ローマでマラリアが流行	コンスタンティノープル（現在のトルコ・イスタンブール）でペストが流行　日本で天然痘が流行	ヨーロッパでペストが大流行

約9000年前、人類が農業を始め、集まってくらすように
なってから、感染症に苦しめられるようになりました。それ
以来、長い間、人類は感染症とたたかってきました。

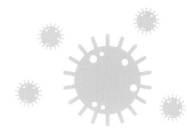

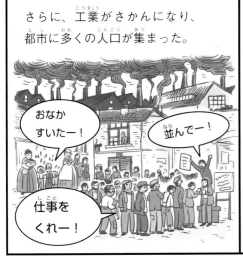

さらに、工業がさかんになり、都市に多くの人口が集まった。

おなか
すいたー！

並んでー！

仕事を
くれー！

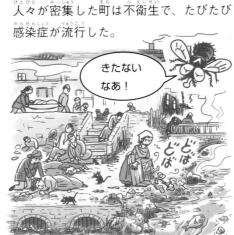

人々が密集した町は不衛生で、たびたび感染症が流行した。

きたない
なあ！

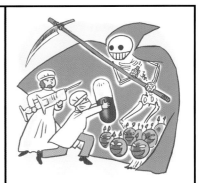

人類の歴史は感染症とのた
たかいの歴史だともいえる。

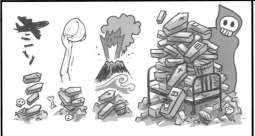

これまでに感染症で死亡した人の数
は、戦争やききん、災害で死亡した
人よりはるかに多いと考えられる。

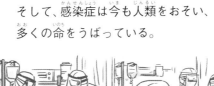

そして、感染症は今も人類をおそい、
多くの命をうばっている。

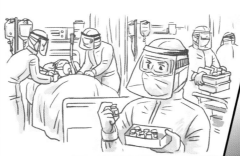

これまでに人類をお
そった感染症の歴史
をたどってみよう。

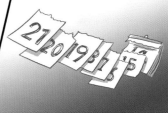

1500	1800	1900	2000

ヨーロッパからアメリカに天然痘が伝わり大流行

アメリカからヨーロッパに梅毒が伝わる

イギリスで工業が発達

インドから世界じゅうにコレラが広がる

ヨーロッパやアメリカで結核が流行

世界じゅうでインフルエンザ（スペインかぜ）が大流行

エボラ出血熱が発生する

アフリカで発生したエイズが、世界じゅうに広がる

新型コロナウイルス感染症（COVID-19）が流行

古くからの感染症

エジプトのミイラに残る感染症のあと

5000年ほど前、エジプトに世界でも最も古い文明のひとつがおこりました。当時のエジプトでは、死んだ王などの体をミイラにして残していました。

そのミイラから、天然痘や結核などの感染症にかかったあとが見つかっています。約3200年前に亡くなったラムセス5世という王のミイラには、天然痘のあとがあり、これが世界で最も古い天然痘の感染例です。

エジプト以外の古代文明の遺跡からも、さまざまな感染症のあとが見つかっています。

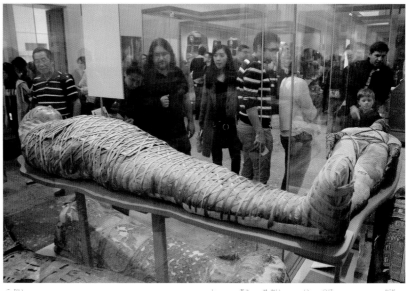

古代エジプトでつくられたミイラのひつぎ。死んだ後の世界でも生き続けるには、体が必要だと考えられていた。

(Cynet Photo)

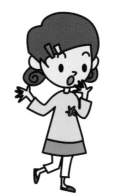

そんなに昔から感染症にかかっていたんだね。

アテネをおそった感染症

2500年ほど前、古代ギリシャのアテネとスパルタの間で戦争が起こりました。初めはアテネがおしていましたが、アテネで感染症が流行して人口が約4分の3に減ったため、負けてしまいました。

アテネで流行した感染症が、どんな感染症だったかははっきりしていませんが、感染症が国の運命を変えることもあったのです。

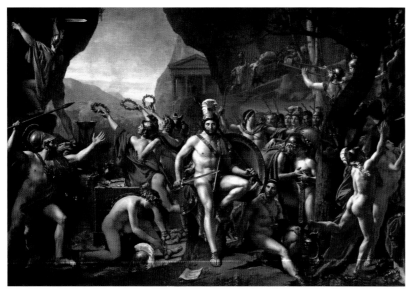

古代ギリシャでの戦争。

(Cynet Photo)

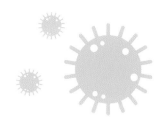

5000年ほど前から、人類はさまざまな感染症にかかっていました。感染症が原因のひとつとなって、強大な国がおとろえてしまうこともありました。

ローマ帝国を ほろぼした感染症

　2000年ほど前、ヨーロッパではローマ帝国が広い領土をもっていました。ローマ帝国は、たたかいや交易をさまざまな地域で行ったため、各地の感染症が国内にもちこまれました。

　蚊にさされることでうつるマラリア（→くわしくは1巻33ページ）もそのひとつです。マラリアによって、多くの人が亡くなり、ローマ帝国のおとろえにつながったともいわれています。

　いっぽうで、外から攻めこんだ敵の軍が、マラリアのために退いたこともあったようです。

ローマ帝国の最大領土

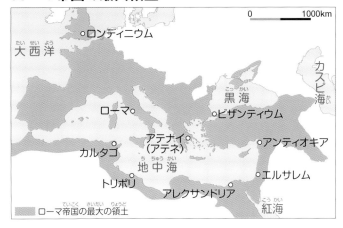

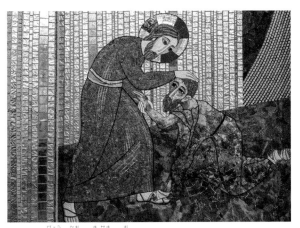

ハンセン病を治す奇跡を起こすイエス。　　(Cynet Photo)

各地で流行した ハンセン病

　古くから世界各地で流行した感染症として、ハンセン病があります。キリスト教の聖書には、イエスがハンセン病と思われる重い病気を治したことが書かれています。

　日本でも、約1300年前に書かれた歴史書に、ハンセン病の記録があります。そのほか、中国やインドの古い書物にも、ハンセン病が記述されています。

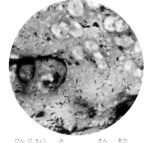
ハンセン病はどんな病気？

　らい菌による感染症で、おもに飛沫感染でうつります。らい菌の感染力はとても弱いうえ、感染しても発病することはほとんどありません。また、現在は治療薬もあります。いっぽうで、重症化すると手足の変形などが起こるため、世界各地でハンセン病の患者は差別を受けました。日本でも古くから、患者やその家族は差別され、最近まで患者を強制的に療養所に入れる政策がとられていました。

顕微鏡で見たらい菌（赤）。
(国立感染症研究所ホームページ)

歴史を変えた "黒死病"

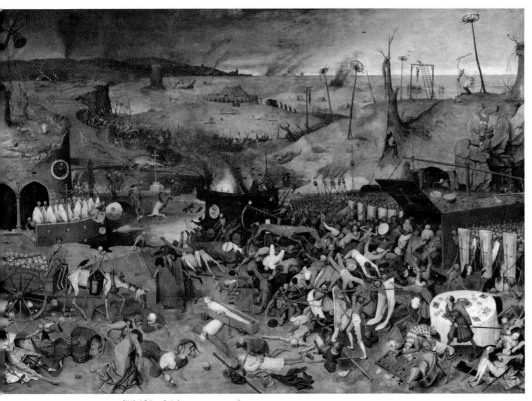

ペストの大流行の恐怖をえがいた絵。

（Album/PPS 通信社）

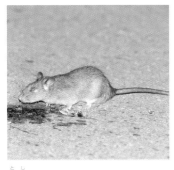

都市などにいるネズミは、おもにクマネズミ、ドブネズミ、ハツカネズミの3種類。このうち写真のクマネズミの間でペストが流行しやすい。

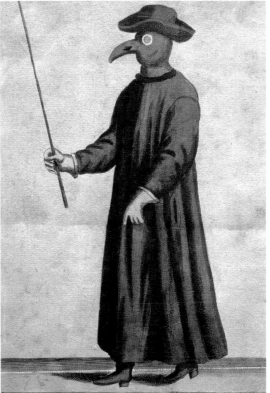

ペストが流行したとき、医師は感染を防ぐために仮面をつけていた。

（Cynet Photo）

ヨーロッパの人口が激減

ペスト（→くわしくは1巻32ページ）は、ペスト菌をもつネズミをかんだノミが、人をかむことでうつる感染症です。治療法がなかった時代は、致死率が50～70％にも上り、とても恐れられていました。

ヨーロッパでは、6～17世紀の間にくり返し流行しました。14世紀に起こった最大の流行のときには、当時のヨーロッパの人口の3分の1～3分の2にあたる人々が亡くなったとされています。

皮膚に黒い斑点ができるので、"黒死病"といわれました。

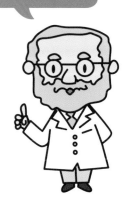

中世のヨーロッパでは、ペストが流行し、たくさんの人々が亡くなりました。ペストは"黒死病"とよばれて恐れられ、歴史を変えるほどの影響をあたえました。

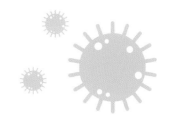

シルクロードから ヨーロッパへ伝わる

交易がさかんになって、感染症が運ばれたのか。

14世紀のヨーロッパで大流行したペストは、ヨーロッパと中国を行き来するシルクロードを通って、中央アジアから伝わりました。当時、中国から西アジアまでの広い範囲を領土にしていたモンゴル帝国が、東西の交易をさかんに行っており、ペストが流行する原因のひとつになったと考えられます。

1347年、シルクロードを通ってイタリアのシチリア島に輸入された毛皮の中に、ペスト菌をもったノミがいて、そこからヨーロッパじゅうに広がったといわれています。

ヨーロッパでのペストの流行

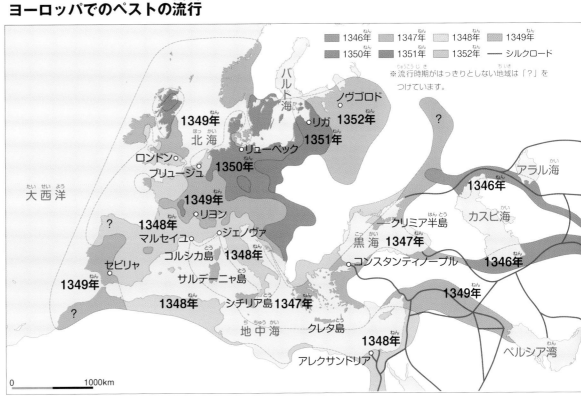

1346年　1347年　1348年　1349年
1350年　1351年　1352年　── シルクロード
※流行時期がはっきりとしない地域は「？」をつけています。

バルト海
ノヴゴロド
リガ　1352年
1351年
1349年
北海
ロンドン
ブリュージュ　リューベック
1350年
大西洋
1349年
？　リヨン
1348年　ジェノヴァ
マルセイユ
セビリャ　コルシカ島　1348年
1349年　サルデーニャ島
？　1348年　シチリア島1347年
地中海　クレタ島
1348年
アレクサンドリア
アラル海
1346年
カスピ海
クリミア半島
黒海　1347年
コンスタンティノープル　1346年
1349年
ペルシア湾

0　1000km

ヨーロッパの歴史を変える

ペストの流行で、農民の数が減ってしまいました。そのため領主は農民を大切にするようになり、その結果、農民の力が強まりました。また、当時は、キリスト教会が大きな力をもっていましたが、ペストの人を治せませんでした。そのため、新しい宗教が起こることにつながりました。このようなできごとによって、ヨーロッパの社会のしくみが変わっていきました。

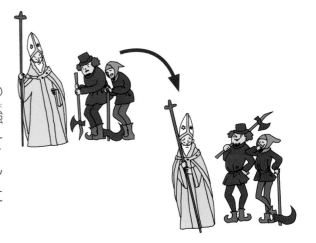

世界各地で流行した天然痘

古くから世界各地で流行

感染力の強い天然痘（→くわしくは1巻24ページ）は、古くから世界各地で流行していたと考えられています。古代エジプト、古代ギリシャ、古代中国などで天然痘が流行したとみられる証拠や記録が残っています。

紀元前4世紀ごろから、ヨーロッパと中国を行き来するシルクロードを通じた交易がさかんになると、天然痘の流行も広がっていきました。

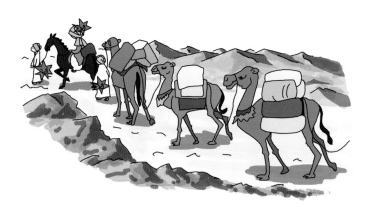

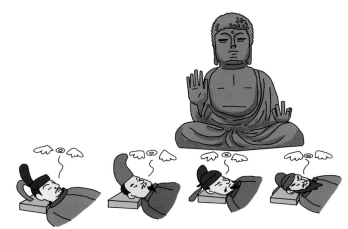

日本でも流行した天然痘

天然痘は、日本でも古くから流行していました。8世紀の奈良時代には、大きな権力をもっていた藤原氏の4兄弟が、天然痘で亡くなっています。

当時の人々は、天然痘などの感染症を、うらみをもって亡くなった人の悪霊のしわざだと考えました。そこで、天然痘などのわざわいから国を守るために、東大寺に大仏をつくり、各地に寺院を建てたといわれています。

天然痘には赤いものが効く？

日本では、「天然痘には赤いものが効く」と考えられていました。これは、天然痘を起こす疱瘡神が赤い色と関わりが深いとされていたからです。そこで、子どもの近くに赤いおもちゃや赤い着物などを置き、疱瘡神が子どもにとりつかないように願いました。また、赤い魔よけの武者などの絵をかざることもありました。

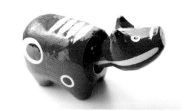

福島県の郷土玩具の赤べこ。赤い色に魔よけの効果があると考えられていた。
(PIXTA)

赤い疱瘡絵。天然痘を防いだり治したりすると考えられていた。

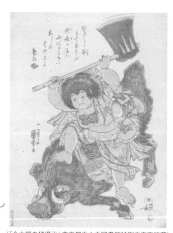

「「金太郎の猪退治」東京都立中央図書館特別文庫室所蔵)

天然痘は、古くから世界各地で流行した記録があります。15世紀末に、ヨーロッパの人々によるアメリカ大陸との行き来が始まると、アメリカ大陸でも天然痘が広がりました。

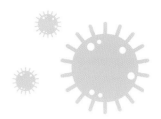

ヨーロッパからアメリカへ

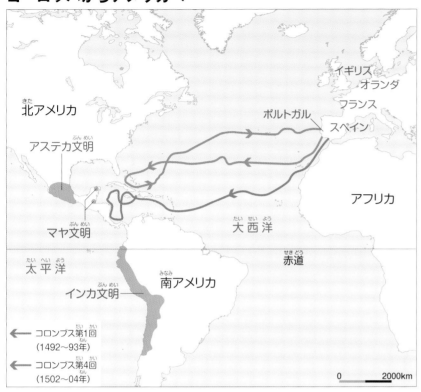

イギリス
オランダ
フランス
ポルトガル
スペイン
北アメリカ
アステカ文明
マヤ文明
アフリカ
大西洋
太平洋
赤道
南アメリカ
インカ文明

← コロンブス第1回
（1492〜93年）
← コロンブス第4回
（1502〜04年）

0　　2000km

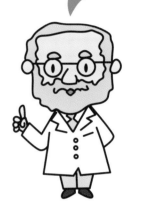

コロンブスが、ヨーロッパからアメリカ大陸への航路を見出しました。

アメリカに伝わり、栄えていた国をほろぼす

15世紀末から、ヨーロッパの人々がアメリカ大陸にわたるようになりました。それにより、天然痘がアメリカにもたらされました。それまでアメリカには天然痘がなく、人々は天然痘に対する免疫がありませんでした。そのため、アメリカ大陸で栄えていたアステカ王国やインカ帝国などの人口が減り、国がほろびる原因のひとつになったといわれています。

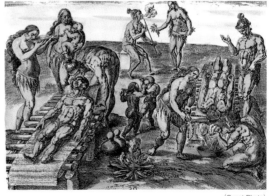

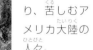

天然痘にかかり、苦しむアメリカ大陸の人々。
（Cynet Photo）

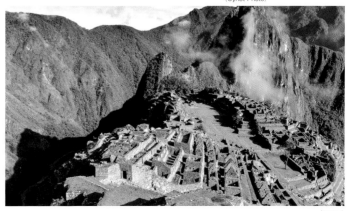

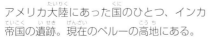
アメリカ大陸にあった国のひとつ、インカ帝国の遺跡。現在のペルーの高地にある。

（PIXTA）

11

都市で流行した結核

不衛生な環境で結核が広がる

結核（→くわしくは1巻24ページ）は結核菌が原因の感染症で、感染力は強くありません。しかし、不衛生な環境でくらす人や体力が弱っている人は、感染しやすくなります。

18世紀になり、イギリスをはじめとして、ヨーロッパで工業がさかんになりました。工場のある場所では、けむりや工業用水などがまき散らされていました。また、工場で働く人々は、長い時間、体力を使う仕事をしていました。

せまく不衛生な地域に、多くの人々がくらし、きつい労働で体が弱っていたために、結核が広がりました。

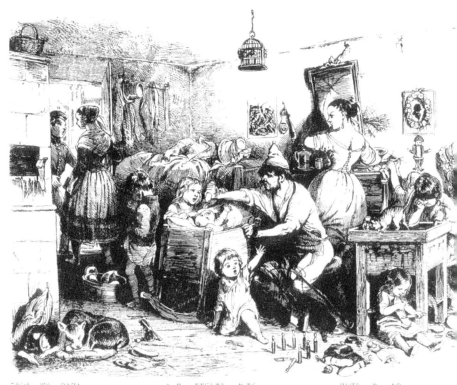

工場で働く人々のくらし。せまい部屋に大人数の家族がくらしていた。貧乏で食べ物がじゅうぶんではなく、栄養不足になりがちで、感染症が発症しやすい環境だった。

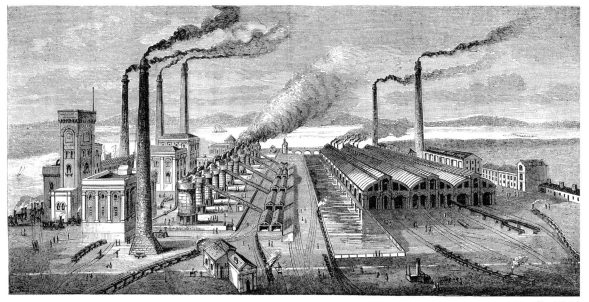

19世紀のイギリスの工場のようす。工場から出るけむりには、ちりやすすがふくまれ、人々の健康に害をあたえた。

(Cynet Photo)

18〜19世紀に、ヨーロッパでは工業がさかんになりました。工場で働く労働者たちは不衛生な中でくらし、働きました。そのため、結核などの感染症が流行しました。

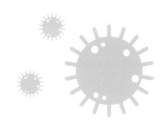

 ## "国民病" といわれた結核

　日本でも、明治時代から工業が発達し、結核にかかる人が増えました。とくに、不衛生で働く時間も長かった紡績工場などでは、多くの女性が結核にかかりました。昭和時代初期には、都市部に住む25〜29歳のうち、85% もの人が結核に感染しているという調査結果があり、"国民病" といわれていました。

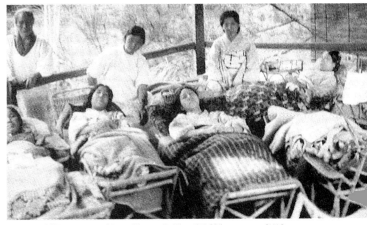

結核の療養所（1931年）。昔は、結核の治療薬はなく、栄養をじゅうぶんにとって安静にしているしかなかった。

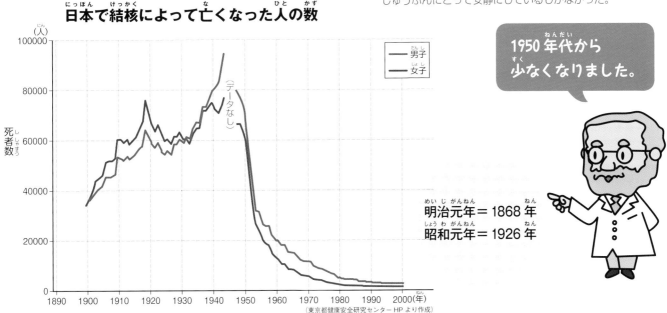

日本で結核によって亡くなった人の数

（人）

- 男子
- 女子

（データなし）

死者数

1890　1900　1910　1920　1930　1940　1950　1960　1970　1980　1990　2000（年）

（東京都健康安全研究センターHPより作成）

1950年代から少なくなりました。

明治元年＝1868年
昭和元年＝1926年

世界の都市で流行したコレラ

　コレラも不衛生な食べ物や水をとることで広がる感染症です。19世紀に世界じゅうで何度も大きな流行があり、東南アジアや中国、日本、ヨーロッパ、アメリカなどに広がりました。
　日本でも、江戸時代末期から明治時代にかけて何度も流行し、「ころり」とよばれて恐れられました。

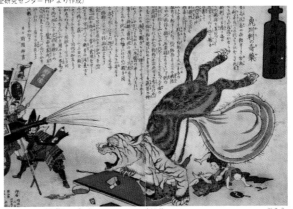

コレラを怪物に見立て、それを退治するようすをえがいた錦絵。

（「虎列刺退治」〈明治19年、木村竹堂〉 片桐棲龍堂所蔵品 内藤記念くすり博物館蔵）

13

スペインかぜの大流行

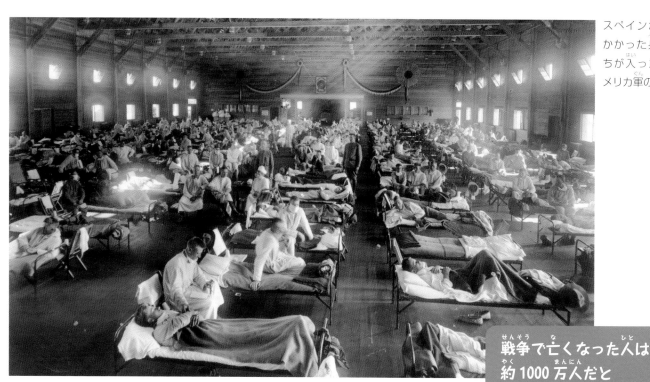

スペインかぜに
かかった兵士た
ちが入った、ア
メリカ軍の施設。

 ## 戦争の死者を上回るぎせい者

戦争で亡くなった人は
約1000万人だと
いわれているよ。

スペインかぜは、"かぜ" という名前がついていますが、鳥インフルエンザが変異した新型インフルエンザ（→くわしくは1巻36ページ）でした。1918年から1920年にかけて大流行し、全世界で4000万〜5000万人が亡くなったといわれています。当時は第一次世界大戦（1914〜1918年）中で、兵士たちが各国へ移動したために、短期間で世界じゅうに広がったと考えられます。

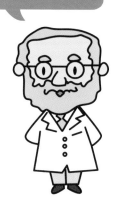

新型コロナウイルス感染症（COVID-19）は、スペインかぜと似ている？

スペインかぜは、世界じゅうに急速に広がり、重症になる人も多く、たくさんのぎせい者を出しました。働き手が減ったために、いろいろな商品が不足し、経済が落ちこむなど、生活や社会に大きな影響をあたえました。

このような点で、新型コロナウイルス感染症の流行（→くわしくは3巻10ページ）と似たところがありました。

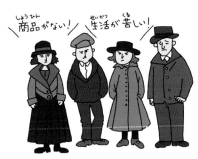

商品がない！
生活が苦しい！

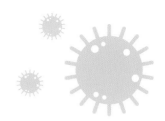

20世紀初めの第一次世界大戦中に、スペインかぜが世界じゅうで大流行しました。スペインかぜのぎせい者の数は、戦争による死者の数をはるかに上回りました。

日本でも大流行

スペインかぜは、日本でも1918〜1920年に、2回にわたって大流行しました。感染者は約2300万人、亡くなった人は約38万人といわれています。現在、インフルエンザによって亡くなる人は年間で約3000人であることを考えると、スペインかぜがいかに大きな被害をもたらしたかがわかります。

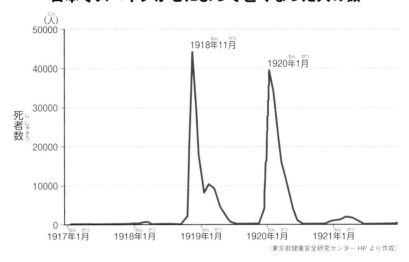

日本でスペインかぜによって亡くなった人の数

（東京都健康安全研究センターHPより作成）

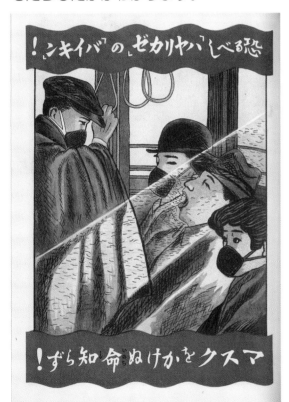

マスクをつけて外出することをよびかけるポスター。

（国立保健医療科学院図書館所蔵
内務省衛生局著「流行性感冒」1922.3.）

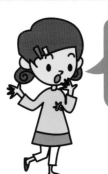

現代の予防のようすとも似ているね。

スペインかぜへの政府の対策

当時、まだウイルスを見ることはできず、確実な予防法や治療法はありませんでした。

そんな中でも、政府は、感染者や感染の疑いのある人には近づかないこと、人が集まる所に行かないこと、電車の中などではマスクをつけることをよびかけました。学校が休みになり、集会やすもうなどのイベントは中止されました。日本では、このころからマスクをする習慣が広まったといわれています。

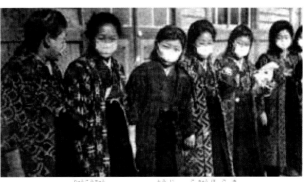

スペインかぜの流行中、マスク（当時は呼吸保護器といった）をつけている女学生。

感染症にいどんだ人類

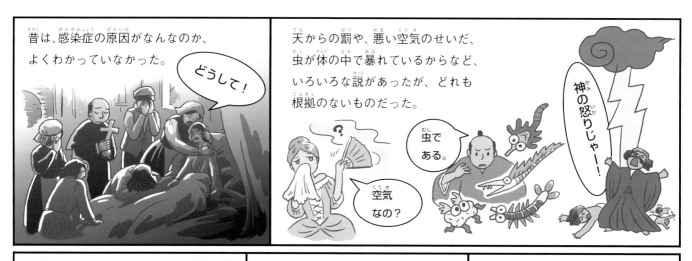

16世紀に、フラカストロは、生物が体に入ることで病気になるとする考えを唱えた。これをコンタギオン説という。

17世紀に顕微鏡での観察ができるようになると、肉眼では見えない微生物がいることがわかった。

微生物の研究が進み、感染症の原因となる病原体についてもしだいに明らかになった。

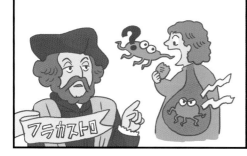

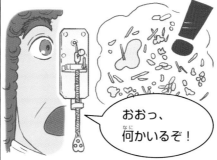

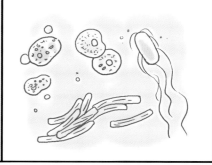

 感染症の研究と解明

年代	1600	1700	1800	
できごと	フラカストロがコンタギオン説を唱える	顕微鏡で微生物が観察される	ジェンナーが、天然痘の予防接種に成功	リスターが消毒方法を開発／コッホが炭疽菌・結核菌・コレラ菌を発見／パスツールが狂犬病のワクチンを開発

感染症で多くのぎせい者が出るいっぽうで、小さな生物（微生物）や、病気についての研究が少しずつ行われるようになりました。

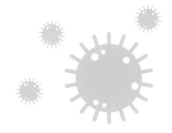

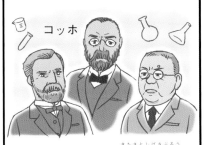

微生物と感染症との関係が研究されるようになった。

コッホ
パスツール
北里柴三郎

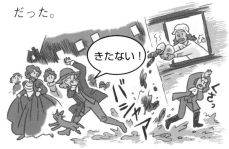

いっぽう、17〜19世紀のヨーロッパでは、せまい地域に多くの人が住み、汚物を道路に捨てるなどはあたりまえだった。

きたない！

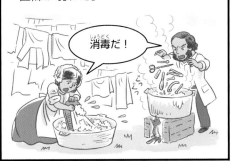

19世紀には、器具の消毒や衣類を清潔にすることなどの重要性を訴える医師が現れた。

消毒だ！

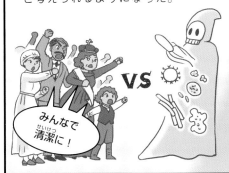

そして、社会全体で清潔さを保つことが感染症を防ぐために重要であると考えられるようになった。

みんなで清潔に！

VS

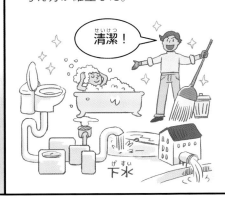

こうして公衆衛生という考え方が確立した。

せいけつ！

下水

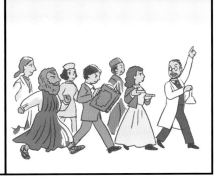

感染症にいどんだ人類の歩みをたどってみよう。

1900　　　　　　　　　　　　　　　　　　　　　　　　　2000

北里柴三郎がペスト菌を発見

志賀潔が赤痢菌を発見

秦佐八郎とエールリヒが梅毒の治療薬サルバルサンを開発

野口英世が梅毒の原因を解明

フレミングがペニシリンを発見

インフルエンザウイルスを発見

天然痘を根絶

ワクチンによる予防

ジェンナー

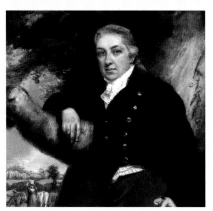

天然痘のワクチンを開発したエドワード・ジェンナー。1749 ～ 1823 年。

天然痘にかからない女性のうわさ

18 世紀のヨーロッパでは、天然痘で亡くなる人がたいへん多く、人々に恐れられていました。医師を目ざしていたイギリスのジェンナーは、「牛の乳をしぼる女性は天然痘にかからない」といううわさを耳にしました。乳しぼりをする女性は、牛の天然痘に当たる牛痘にかかることが多く、それが理由で天然痘には感染しないというのです。

ジェンナーは、一度牛痘にかかると、二度とかからないしくみが体にできるのではないかと考えました。

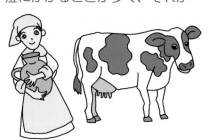

ワクチンの開発に成功

その後、医師になったジェンナーは、牛痘を接種することで天然痘を予防できると確信しました。

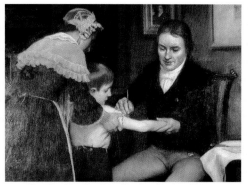

自分の病院で、少年に牛痘のうみを接種したジェンナー。

(Alamy/PPS 通信社)

1796 年、ジェンナーは、そのことを証明する試みをしました。少年に牛痘のうみを植えつけ、6 週間後に天然痘のうみを植えました。その結果、少年は天然痘を発症しませんでした。あらかじめ天然痘の弱い病原体である牛痘を植えることで、感染症を予防する免疫のしくみを体につくらせることができたのです。この方法は「種痘」とよばれ、初めてのワクチンの開発でした（→ 30 ページ）。

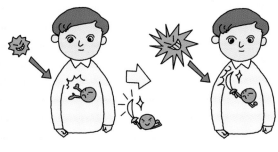

ぎせい者が出ないようにと試みられた方法だったのです。

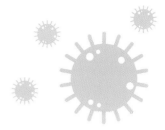

長い間、感染症を予防したり治療したりする方法は見つかっていませんでした。しかし、18世紀から、感染症の原因が少しずつわかり、予防法や治療法も見えてきました。

パスツール

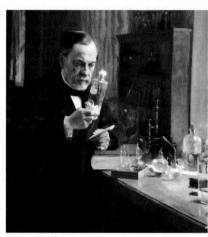

細菌の研究をしたルイ・パスツール。
1822〜1895年。　　　　(Cynet Photo)

毒性を弱くしたワクチンを発明

　その後パスツールは、ニワトリコレラという感染症の研究を進めていました。健康なニワトリに、毒性が弱くなったニワトリコレラ菌をふくむ液体を注射しました。さらに後日、そのニワトリに、強い毒性をもつニワトリコレラ菌をふくむ液体を打ちましたが、ニワトリコレラにかかりませんでした。このことから、毒性を弱くしたワクチンで、感染症を予防できることが発見されました。

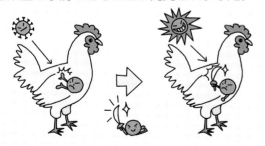

細菌学を発展させたパスツール

　19世紀、フランスのパスツールは、細菌についての研究を深めました。
　当時、細菌は空気中から生まれるとする「自然発生説」が信じられていました。しかし、パスツールは、科学的な実験によって、細菌が自然には発生しないことをつきとめました。

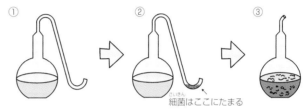

①ハクチョウの首のようなフラスコに、細菌を殺したスープを入れる。

②数日たっても、細菌が管の途中で止まって入らないのでスープがくさらない。
細菌はここにたまる

③首を折ると、フラスコに外から細菌が入ってスープがくさる。

　②のフラスコのスープは空気にふれているが細菌は発生しない。したがって、細菌は空気から発生するわけではないことがわかる。

狂犬病のワクチンを開発する

　さらにパスツールは、当時治療法がなかった狂犬病の研究に取り組みました。さまざまな研究の末、狂犬病にかかったウサギの体液を乾燥させたものから、イヌを狂犬病から予防するワクチンを開発しました。後にそのワクチンは人にも効くことがわかりました。
　こうして、なすすべのなかった狂犬病から、命を救うことができるようになりました。

細菌の研究の進歩

コッホ

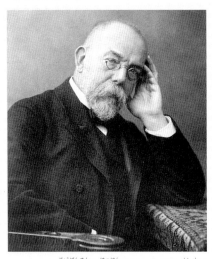

さまざまな病原菌を発見したドイツの医師、ロベルト・コッホ。1843〜1910年。

結核菌を発見する

　続いてコッホは、結核の病原体をつきとめようとしていました。そして、細菌学者のエールリヒが開発した細菌に色をつける方法を応用して、結核菌を青く染めることに成功しました。さらに、結核菌だけを増やすことに成功し、その技術は、後の細菌学での実験の基本になりました。

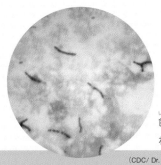

色がつけられた結核菌。

(CDC/ Dr. George P. Kubica)

細菌を研究したコッホ

　ドイツの医師のコッホは、顕微鏡を使ってさまざまな病気の原因の研究をしていました。とくに、当時ヨーロッパでヒツジや牛の間で流行していた炭疽病の研究に、力を入れていました。

　ある日、炭疽病で死んだヒツジの血液を顕微鏡で見ると、棒状のものがあり、それが炭疽病の原因になる細菌ではないかと考えました。コッホは、実験によってそれを証明し、炭疽菌を発見しました。さらに、その炭疽菌を増やすことにも成功しました。

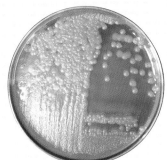

寒天の上で増やした炭疽菌。

(SPL/PPS 通信社)

細菌学の基本、「コッホの四原則」

　コッホは、研究を進めるうちに、ある感染症の病原体が何であるかを決めるには、4つの条件が必要なのではないかと考えるようになりました。

　その4つの条件は、後に「コッホの四原則」とよばれることになり、感染症や細菌を研究するうえでの基本的な考え方として、今でも大切にされています。

コッホの四原則

1　ある病気には、原因となる微生物がいる
2　病気の人（動物）からその微生物が取り出せ、増やせる
3　増やした微生物を別の人（動物）に接種すると、同じ病気にかかる
4　実験的にその微生物を感染させた動物から、またその微生物が取り出せる

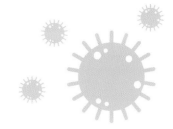

　ドイツのコッホは細菌を研究し、病気の原因となる病原体を取り出して増やすことに成功しました。また、フレミングによって、感染症を治す薬が発見されました。

フレミング

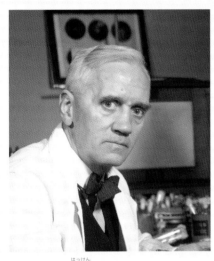

ペニシリンを発見したアレクサンダー・フレミング。1881〜1955年。

ペニシリンを発見したフレミング

　イギリスの医師のフレミングは、感染症を治す治療薬の研究をしていました。あるとき、研究していた細菌に青カビが生えてしまいました。そして、その青カビの周りには、細菌がなくなっていることに気づきました。青カビに、細菌を殺す作用があることがわかったのです。

　この青カビから取った液体は「ペニシリン」と名づけられました。後に多くの感染症の治療薬につながった、重要な発見でした。

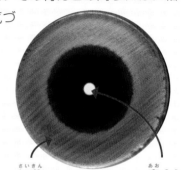

細菌　　　　　　　青カビ

青カビの周りの色がこい部分は、細菌がなくなっている。

（SPL/PPS通信社）

多くの命を救ったペニシリン

　フレミング自身も、ペニシリンが感染症の治療薬になるとは考えていなかったようです。ペニシリンの発見から約10年後、イギリスのフローリーとチェインは、フレミングの論文を読んで興味をもち、ペニシリンの研究を進めました。そして、1940年にペニシリンを治療薬として開発しました。ペニシリンは大量生産されるようになり、多くの命を救いました。

ペニシリンは、第二次世界大戦中に大量生産され、感染症にかかった兵士たちの治療薬として使われた。写真はペニシリンを製造しているようす。

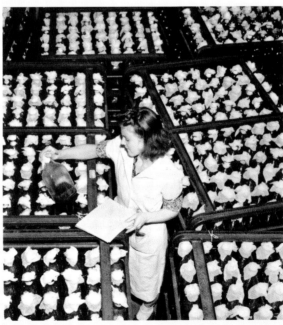

（Cynet Photo）

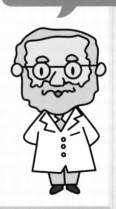

ペニシリンは、偶然見つかったものでした。

感染症を解明した日本人

北里柴三郎

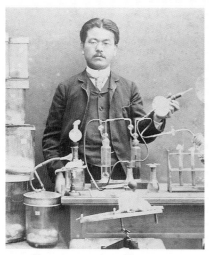

1890年、コッホのもとで学んでいたころの
北里柴三郎。1853 ～ 1931 年。
（学校法人北里研究所）

破傷風を研究した北里柴三郎

　北里柴三郎は東京医学校（現在の東京大学医学部）で医学を学んだ後、国の役所で感染症の研究を続けました。その後ドイツに留学、コッホ（→ 20 ページ）のもとで、破傷風を起こす破傷風菌の研究を進めました。そして、破傷風菌だけを増やすことに初めて成功し、さらに治療法を開発しました。

　帰国した北里は、伝染病研究所を開き、多くの研究者を育てると同時に、香港でペストが発生したときには現地に行き、原因菌であるペスト菌を発見するなど、感染症の研究も続けました。

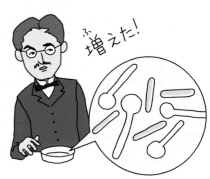

ふ　増えた!

秦佐八郎

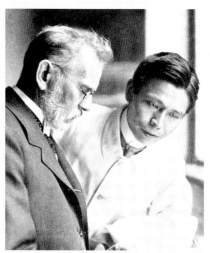

1909年、ドイツでの秦佐八郎（右）。1873
～ 1938 年。左はエールリヒ。

梅毒の薬を開発した秦佐八郎

　秦佐八郎は、北里柴三郎の伝染病研究所で学んだ一人で、ペストの研究を続けていました。その研究の成果が認められ、ドイツへ留学することになりました。ドイツでは細菌学者のエールリヒとともに、梅毒の研究を進め、治療薬のサルバルサンを開発しました。

　それまで、感染症に対しては、ワクチンでの予防がおもな対策でしたが、サルバルサンは、感染症の原因となる病原体が増えるのをおさえるという新しい治療方法でした。

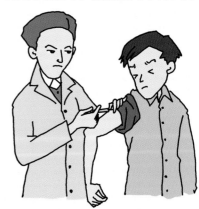

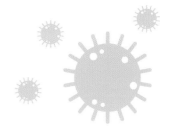

日本人の中にも、細菌や感染症の研究をして感染症の原因や治療法などを解明した人たちがいます。ドイツやアメリカなど海外で学び、世界的にもすぐれた研究をなしとげました。

志賀潔

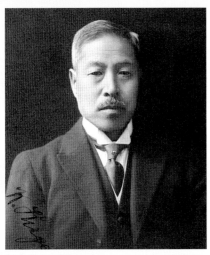

赤痢菌を発見したことで知られる志賀潔。
1871〜1957年。

赤痢菌を発見した志賀潔

志賀潔も、北里柴三郎の伝染病研究所の研究者の一人です。志賀が伝染病研究所に入所した翌年の1897年には、関東地方を中心に、ひどい腹痛や下痢を引き起こす赤痢が流行していました。志賀は入所したばかりでしたが、北里からしんぼう強い性格を見こまれて赤痢の研究者に指名され、研究に打ちこみました。その結果、赤痢菌を発見しました。

その後ドイツに留学し、後に秦佐八郎とともに研究をすることになるエールリヒのもとで学び、その研究を支えました。

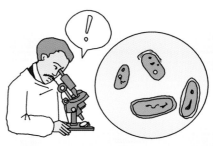

野口英世

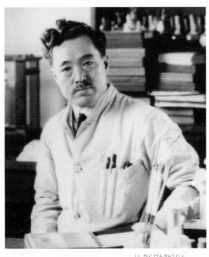

アメリカのロックフェラー医学研究所での野口英世。1876〜1928年。
（公益財団法人野口英世記念会）

黄熱病を研究した野口英世

福島県の貧しい農家に生まれた野口英世は、苦労の末に医師免許をとり、伝染病研究所で働くようになりました。その後、アメリカにわたって、ヘビの毒の研究をしました。

さらに、梅毒や黄熱病（高熱や出血を引き起こす、アフリカなどで流行していた感染症）の研究で成果を出し、3回にわたってノーベル賞候補になりました。

南アメリカなどでの感染症の治療にも力をつくしましたが、黄熱病研究のために行った西アフリカで野口自身も黄熱病にかかり、亡くなりました。

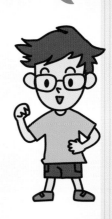

日本人にも、感染症の解明に活やくした人が多いね。

手洗いと消毒の広まり

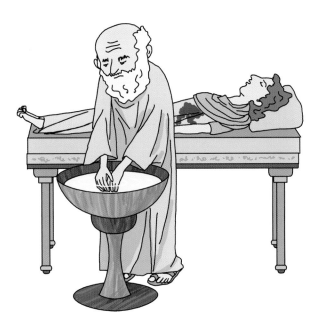

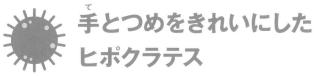

手とつめをきれいにした ヒポクラテス

2500年ほど前のギリシャに、ヒポクラテスという医師がいました。当時の病気やその治療は、迷信にもとづくものが多かったのですが、ヒポクラテスは、科学的な考えにもとづいた治療をし、「医学の父」といわれています。

ヒポクラテスは、医学書の中で「傷はわかした水で洗い、傷を処理するときには手とつめをきれいにする」と書き残しています。これは、現在の殺菌や消毒につながる考え方です。しかし、感染症の原因がよくわからなかったため、ヒポクラテスの教えは受けつがれませんでした。

手洗いをすすめた ゼンメルワイス

15世紀ごろから、ヨーロッパで医学の研究が進みましたが、手洗いや消毒などはまったく気にされませんでした。

19世紀半ばのヨーロッパで、出産後に高熱が続き、多くの人が亡くなる産褥熱が流行しました。ハンガリーのゼンメルワイスは、産褥熱は医師が手を洗わないことが原因と考えました。当時の医師は、手を洗わず出産に立ち合っていたため、病原体がうつると考えたのです。

ゼンメルワイスは、医師に手洗いをすすめましたが、ほとんど聞き入れられませんでした。彼の研究が認められたのは、亡くなった後のことです。

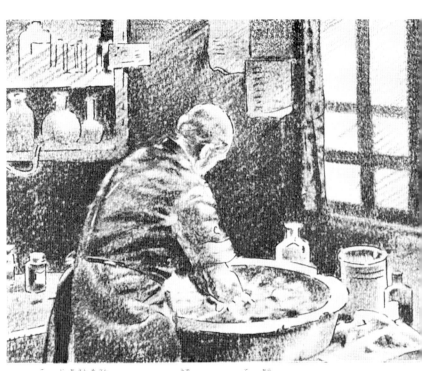

さらし粉（次亜塩素酸カルシウム）を水にとかし、手を洗うゼンメルワイス。

（Bettmann/ ゲッティイメージズ）

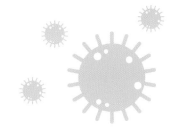

　感染症の広がりを防ぐには、手や衣服を清潔にすると効果があることがわかってきました。手洗いや消毒をすすめる人たちが現れたのです。

消毒の大切さを説いたリスター

　病気の治療のために手術が行われるようになりましたが、手術後に傷口がうみ、それが原因で亡くなる人もたくさんいました。

　イギリスの医師のリスターは、傷口がうむのは、細菌などの病原体が入るからではないかと考え、殺菌効果のある石炭酸で手術器具や傷口を消毒することにしました。そのおかげで、手術後に亡くなる人を大きく減らすことができました。

　これは、感染症を防ぐために、消毒によって病原体を殺すことが重要であることを示しています。

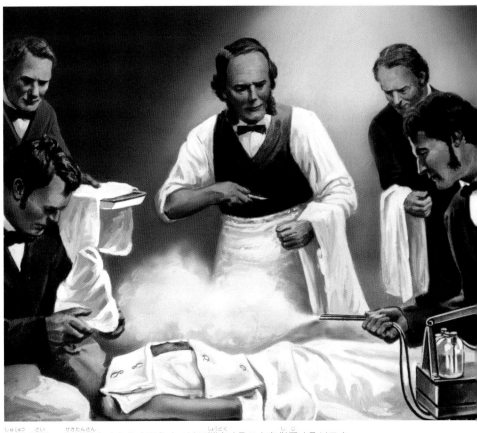

手術の際に、石炭酸をきりふきでふきつけて消毒することを指示するリスター。

(Bettmann/ ゲッティイメージズ)

手洗いと消毒があたりまえに

　手洗いや消毒の効果は、医師や看護師の間にも広まっていきました。

　現在は、手術器具はもちろん、診察器具などもしっかり消毒します。昔は使い回していた注射器なども、今は使い回すことはありません。医師や看護師が白やうすい青色などの服を着るのは、よごれを目立たせ、すぐかえられるようにするためです。

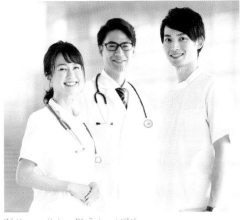

白衣は、医師や看護師の象徴となっている。　(PIXTA)

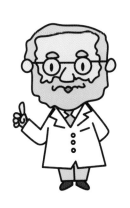

今の医師は、手術前に念入りに手を消毒しています。

衛生の大切さがわかる

コレラの原因は井戸水

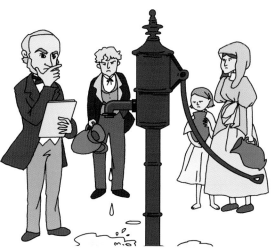

1854年に、イギリスのロンドンでコレラが流行し、約10日間で死者は500人にもなりました。当時、病気のもとは悪い空気であるという考えが信じられていました。しかし、医師のジョン・スノウは、住民からたくさんの情報を集めて分析し、井戸水が原因であることをつきとめました。

このように情報を集めて、科学的に原因を求める方法は、現在の医学の基礎になっています。

予防接種が広まる

18世紀末に、イギリスのジェンナー（→18ページ）が、天然痘のワクチン（種痘）を開発しました。当初は、「種痘を受けると角が生える」などという根も葉もないうわさも立ちましたが、天然痘の予防に効果があることがわかると、しだいに広まりました。19〜20世紀には、ヨーロッパ、日本など、多くの国で予防接種が行われるようになりました。

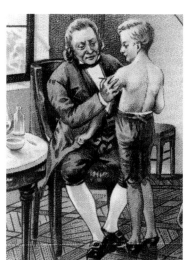

天然痘の予防接種を受ける少年。
(Cynet Photo)

都市の環境を整備する

19世紀から20世紀にかけて、ヨーロッパの都市は、し尿やごみが街のいたるところに散らばり、悪臭がする、ひどい環境でした。コレラや結核などの感染症が流行したのは、都市の環境が不衛生であったことが原因だと考えられました。そこで、下水道の整備、ごみの処理などが進められ、しだいに都市が衛生的になっていきました。

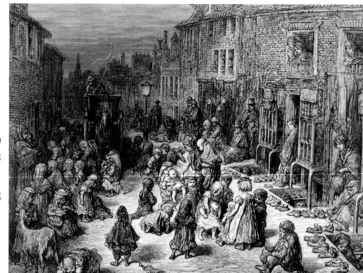

19世紀終わりごろのロンドンの衛生状態が悪い地区。雨が降ると、きたない水が地下の部屋に流れこんだ。
(Cynet Photo)

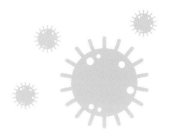

感染症の流行を防ぐために、一人ひとりの予防や治療に加えて、人々が住む環境を清潔なものにする、「衛生」という考え方が広まっていきました。

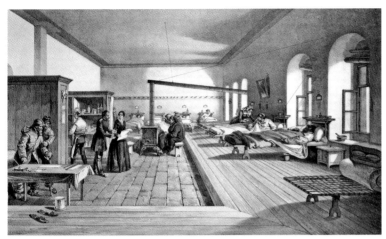

ナイチンゲールによって整備された病院の病室。明るい光がさし、衛生的。
(Cynet Photo)

DIAGRAM OF THE CAUSES OF MORTALITY
IN THE ARMY IN THE EAST.

APRIL 1855 to MARCH 1856   APRIL 1854 to MARCH 1855

① ② ③

The Areas of the blue, red, & black wedges are each measured from the centre as the common vertex.
The blue wedges measured from the centre of the circle represent area for area the deaths from Preventible or Mitigable Zymotic diseases, the red wedges measured from the centre the deaths from wounds, & the black wedges measured from the centre the deaths from all other causes.
The black line across the red triangle in Nov.ᵗ 1854 marks the boundary of the deaths from all other causes during the month.
In October 1854, & April 1855, the black area coincides with the red, in January & February 1856, the blue coincides with the black.
The entire areas may be compared by following the blue, the red & the black lines enclosing them.

ナイチンゲールがつくった兵士が亡くなる原因を分析したグラフ。①は戦場でのけががもとで亡くなった人の数、②と③は、衛生環境や栄養状態が原因で亡くなった人の数を表す。衛生環境などを改善すれば、助かる人が多いことを示した。

衛生を重んじた　ナイチンゲール

　19世紀の戦争では、実際の戦闘でより、不衛生な手当てが原因で亡くなる人の方が多かったといわれています。

　イギリスの看護師ナイチンゲールは、1853年に始まったクリミア戦争で、けがをした兵士の世話をしていました。不潔なシーツの洗たくなど、基本的な衛生問題を改善することで、けがをした兵士の死亡率を、3か月で42％から5％に下げることに成功しました。

看護師の役割がより重要になりました。

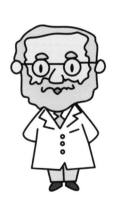

衛生的だった江戸

　20世紀初めごろまで、ロンドンやパリなどの都市の衛生環境が悪かったことに比べ、江戸時代（1603〜1867年）の江戸（現在の東京）は、衛生的だったようです。便所があり、ためられたし尿は肥料にするため農村に運ばれ、川などに直接流すことはありませんでした。17世紀末に江戸を訪れたドイツ人医師のケンペルは、「江戸の町はとても衛生的だ」と書き残しています。

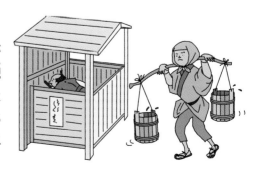

免疫のしくみ

免疫って何？

　人間の体には、ウイルスや細菌など、病原体が体内に入ってくることを防ぐはたらきがあります。これを「抵抗力」といいます（→くわしくは1巻18ページ）。

　抵抗力の中には、病原体が体に入ってきたときにたたかう力もあります。これが「免疫」です。

　免疫には、2つの種類があります。体にももともと備わっている「自然免疫」と、病原体とたたかうことで備わる「獲得免疫」です。

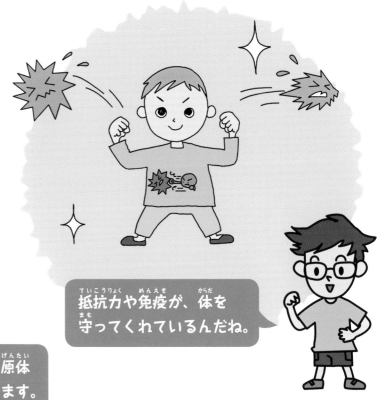

抵抗力や免疫が、体を守ってくれているんだね。

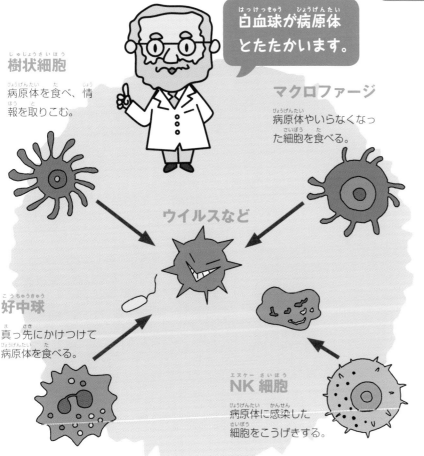

白血球が病原体とたたかいます。

樹状細胞
病原体を食べ、情報を取りこむ。

マクロファージ
病原体やいらなくなった細胞を食べる。

ウイルスなど

好中球
真っ先にかけつけて病原体を食べる。

NK細胞
病原体に感染した細胞をこうげきする。

自然に備わっている自然免疫

　体の中に入ってきた病原体とたたかうのは、血液の中にある白血球という細胞（人間や動物の体をつくっているもの）です。白血球のうちマクロファージや好中球は、病原体を食べてしまいます。また、NK細胞は、病原体に感染した細胞をこうげきします。

　この白血球によるしくみを「自然免疫」といいます。

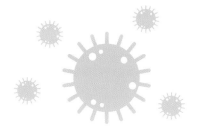

　私たちは、感染症の病原体が体の中に入ってくれば必ず感染症にかかるというわけではありません。それは、体に免疫というしくみがあり、病原体とたたかっているからです。

 ## 病原体とたたかうことで備わる獲得免疫

　自然免疫をくぐりぬけて体に入ってきた病原体とたたかうために、さらに強いはたらきの免疫を獲得するしくみがあります。

　樹状細胞が、ヘルパーT細胞とキラーT細胞に病原体の情報を知らせます。ヘルパーT細胞は、その情報をもとにしてB細胞に病原体をやっつけるための抗体をつくるように指令を出します。いっぽう、キラーT細胞は、病原体に感染した細胞をこうげきします。このしくみで体は病原体に打ち勝ち、獲得免疫ができます。

　獲得免疫ができると、同じ病原体が次に入ってきても、すでに抗体ができているので、簡単にやっつけることができるようになります。

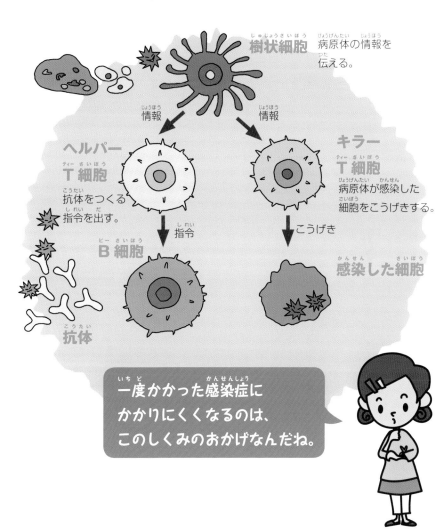

樹状細胞　病原体の情報を伝える。

情報　情報

ヘルパーT細胞　抗体をつくる指令を出す。

キラーT細胞　病原体が感染した細胞をこうげきする。

指令　こうげき

B細胞

感染した細胞

抗体

一度かかった感染症にかかりにくくなるのは、このしくみのおかげなんだね。

免疫とアレルギー

　免疫は、体を守ってくれるしくみですが、体に害のないものをこうげきしてしまうことがあります。例えば、花粉症は、体に入ってきた花粉を病原体だと思い、白血球がこうげきすることで、くしゃみや鼻水が出る症状です。

　このように、体に入ってきたものに対して免疫が強くはたらきすぎることを「アレルギー」といいます。

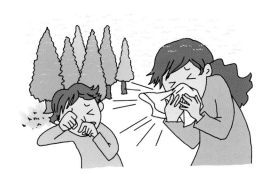

感染症の予防と治療

ワクチンのしくみ

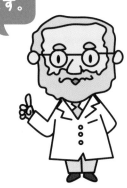

免疫のしくみを利用しています。

初めてのワクチンは、ジェンナーが牛の病気である牛痘から開発した、天然痘に対するものでした。体に害のない程度の病原体を接種し、わざと軽い症状を起こす（または症状が出ない）ようにします。すると、体にはその感染症をたおすための免疫ができます。そのため、後で同じ病原体が入ってきても、免疫があるために、感染症の症状が出なくなるのです。

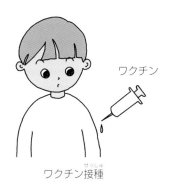

ワクチン

ワクチン接種

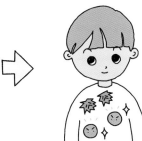

症状が出ないか、軽い

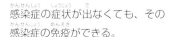

感染症の症状が出なくても、その感染症の免疫ができる。

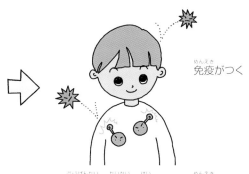

免疫がつく

病原体が体内に入っても、免疫により発症しないか、軽度ですむ。

2種類あるワクチン

ワクチンには2つの種類があります。ひとつは病原体の毒性を弱くした、弱毒生ワクチンです。麻しんワクチンや風しんワクチン、おたふくかぜに対する流行性耳下腺炎ワクチンなどがあります。

もうひとつは、病原体をばらばらにして毒性や感染力をなくしたもので、不活化ワクチンといいます。不活化ワクチンには、インフルエンザワクチンや狂犬病ワクチンなどがあります。

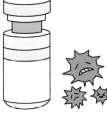

弱毒生ワクチン
生きているが毒性は弱い。体内で増えて、軽い症状が出ることがある。

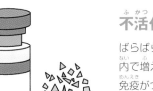

不活化ワクチン
ばらばらになっていて、感染しない。体内で増えることはなく、1回の接種では免疫がつかないものもある。

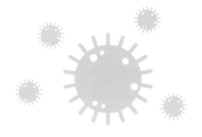

　時代とともに感染症の予防と治療に関する研究も進みました。ワクチンの開発によって、予防接種が行われるようになりました。

感染症の治療

　病原体が細菌の感染症には抗菌薬を、病原体がウイルスの感染症には抗ウイルス薬を使います。
　抗菌薬は抗生物質ともよばれ、細菌を殺すか増やさないようにしておさえこむはたらきがあります。抗菌薬は、細菌に対する薬なので、インフルエンザなど、ウイルスが病原体の感染症には効きません。そればかりか、ウイルスが原因の感染症に対して抗菌薬を使うと、薬が効かない細菌を発生させてしまうことがあります。

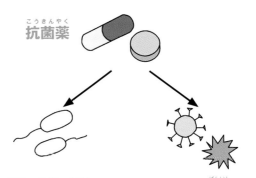

抗菌薬

細菌が原因の肺炎には効果がある。

ウイルスが原因のインフルエンザには効かない。

原因を除く治療と症状を除く治療

　感染症の治療には、薬などを使って、ウイルスや細菌など、病原体そのものを殺すか増やさないようにしておさえこむ原因療法と、感染症による発熱などの症状を軽くする対症療法があります。
　病原体そのものをおさえられる薬がない場合は、症状を軽くする方法がとられます。

原因療法

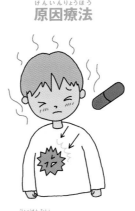

病原体をおさえこむ

対症療法

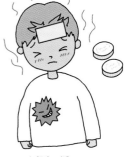

症状を軽くする

感染症の検査

　感染症にかかった疑いがある場合、まずそれを確かめる検査をします。検査には、現在感染しているかを調べる検査や、前に感染したことがあるかを調べる検査があり、目的によって使い分けられます。
　病原体に感染している場合は陽性（反応）、感染していない場合は陰性（反応）といいます。

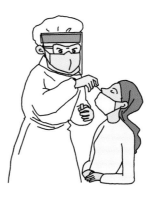

感染症の検査のひとつ、PCR検査のようす。鼻のおくのねんまくやだ液を調べる。新型コロナウイルス感染症の検査でも使われている。

地上から消えた天然痘

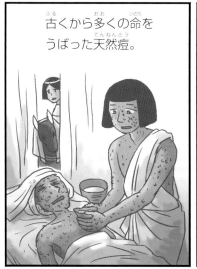

古くから多くの命をうばった天然痘。

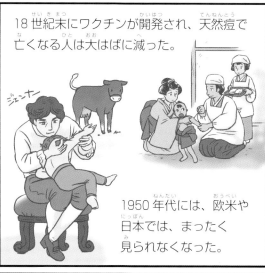

18世紀末にワクチンが開発され、天然痘で亡くなる人は大はばに減った。

1950年代には、欧米や日本では、まったく見られなくなった。

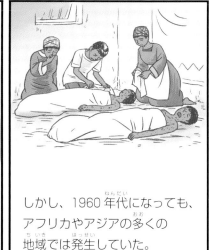

しかし、1960年代になっても、アフリカやアジアの多くの地域では発生していた。

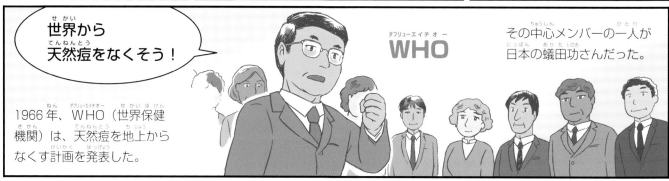

世界から天然痘をなくそう！

WHO

その中心メンバーの一人が日本の蟻田功さんだった。

1966年、WHO（世界保健機関）は、天然痘を地上からなくす計画を発表した。

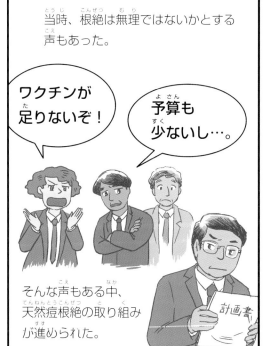

当時、根絶は無理ではないかとする声もあった。

ワクチンが足りないぞ！

予算も少ないし…。

そんな声もある中、天然痘根絶の取り組みが進められた。

計画書

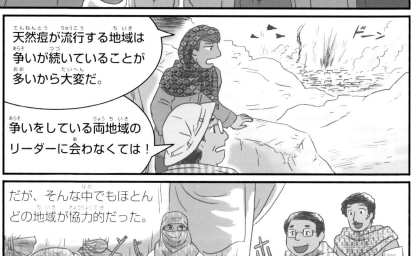

天然痘が流行する地域は争いが続いていることが多いから大変だ。

争いをしている両地域のリーダーに会わなくては！

だが、そんな中でもほとんどの地域が協力的だった。

病気のことなら協力しよう。

長い間、天然痘は人類を苦しめてきましたが、ＷＨＯ（世界保健機関）を中心とした活動によって、20世紀後半に地球上からなくなりました。

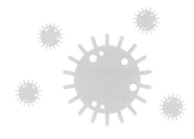

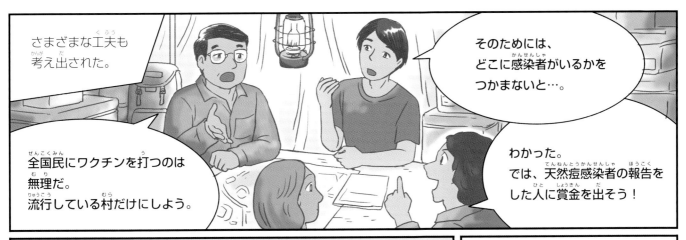

さまざまな工夫も
考え出された。

そのためには、
どこに感染者がいるかを
つかまないと…。

全国民にワクチンを打つのは
無理だ。
流行している村だけにしよう。

わかった。
では、天然痘感染者の報告を
した人に賞金を出そう！

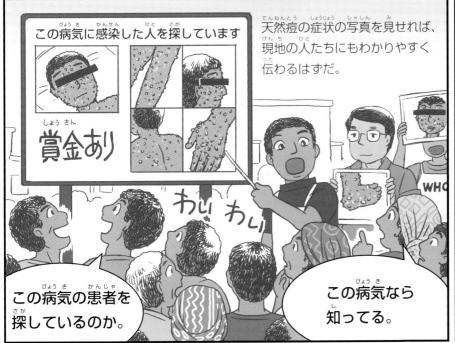

この病気に感染した人を探しています

賞金あり

天然痘の症状の写真を見せれば、
現地の人たちにもわかりやすく
伝わるはずだ。

わい わい

この病気の患者を
探しているのか。

この病気なら
知ってる。

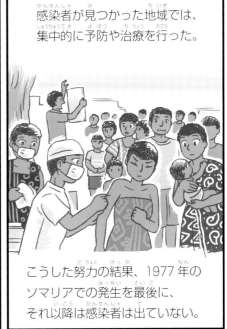

感染者が見つかった地域では、
集中的に予防や治療を行った。

こうした努力の結果、1977年の
ソマリアでの発生を最後に、
それ以降は感染者は出ていない。

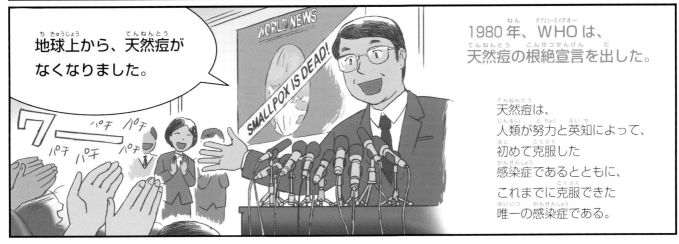

地球上から、天然痘が
なくなりました。

WORLD NEWS
SMALLPOX IS DEAD!

1980年、ＷＨＯは、
天然痘の根絶宣言を出した。

天然痘は、
人類が努力と英知によって、
初めて克服した
感染症であるとともに、
これまでに克服できた
唯一の感染症である。

33

新しい感染症

 ## 新しく広がった感染症

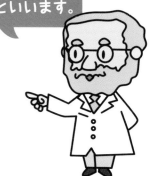
感染症が世界的に大流行することを、パンデミックといいます。

エボラ出血熱など、1970年代以降に新しく広がった、新興感染症とよばれる感染症があります。

現代は、人口が急増し、交通機関の発達により人々の行き来が活発になりました。そのため、世界のどこかで新しい感染症が発生すると、ワクチンや治療薬が開発される前に、世界に広がってしまう心配があります。

エボラ出血熱

1970年代から中央アフリカで見られた病気で、2014年にギニアやリベリアなどの西アフリカの国々で大流行しました。致死率が高いのが特ちょうです。コウモリなどにいたウイルスが、人にもうつるようになったのが原因とされます（→くわしくは1巻28ページ）。

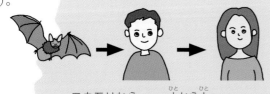

コウモリから
人へ　　　　人から人へ

エイズ（後天性免疫不全症候群）

1981年にアメリカで初めて報告され、アフリカから全世界に広がったと考えられています。チンパンジーにいたウイルスが人にうつるようになったものであり、感染すると免疫力が弱くなります。完全に治すことはまだできませんが、発症を防ぐ薬などが開発されています（→くわしくは1巻27ページ）。

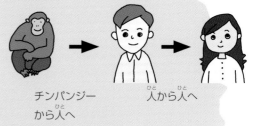

チンパンジー
から人へ　　　　人から人へ

SARS（重症急性呼吸器症候群）
MERS（中東呼吸器症候群）

SARSは2002年から中国を中心として、MERSは2012年からアジア西部（中東地域）を中心に流行しました。ともに世界じゅうに広がることが心配されましたが、人々の努力でおさえられました（→くわしくは1巻25ページ）。

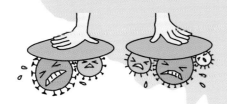

新型インフルエンザ

2009年に日本をふくめ世界各地で流行し、約1万5000人が亡くなりました。もともとアヒルやカモなどの水鳥にいた鳥インフルエンザウイルスがニワトリからブタにうつり、それが人にうつったことで変異し、人から人へもうつるようになったと考えられています（→くわしくは1巻36ページ）。

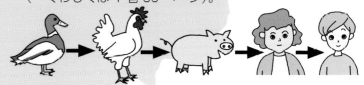

水鳥から　　　　ニワトリか　　ブタから　　人の体内で変異
ニワトリへ　　　らブタへ　　　人へ　　　し、別の人へ

20世紀末から21世紀にかけて、エイズや新型インフルエンザなど、それまでになかった新しい感染症が現れています。こうした感染症は、新興感染症とよばれます。

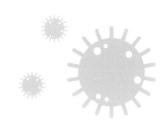

動物から人に感染

感染症の病原体となるウイルスは、動物から人にうつることはほとんどありません。しかし、濃厚な接触によって人にうつる場合もあります。

人にうつったウイルスは、人の体の中で変異して、人にうつるようになることがあります。動物から人にうつって変異したウイルスは、毒性が強くなる場合が多く、感染して発症すると症状が重くなる危険があります。

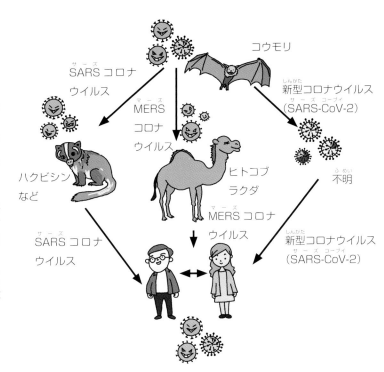

コウモリ

SARS コロナ
ウイルス

MERS
コロナ
ウイルス

新型コロナウイルス
(SARS-CoV-2)

ハクビシン
など

ヒトコブ
ラクダ

不明

SARS コロナ
ウイルス

MERS コロナ
ウイルス

新型コロナウイルス
(SARS-CoV-2)

新型コロナウイルス感染症の流行

新型コロナウイルス感染症（COVID-19）は、コロナウイルスが変異したウイルスが病原体です（→くわしくは1巻26ページ）。2019年末から世界じゅうに広がり、社会や生活に大きな影響をおよぼしています。

血管に病気のある人や糖尿病の人、高齢者などが重症になりやすいようです。感染のしかたや治療法など、わからないことが多く、世界じゅうで研究が進められています（2020年9月現在）。

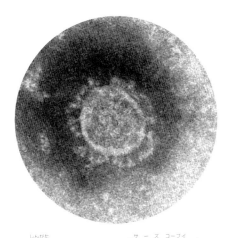

新型コロナウイルス（SARS-CoV-2）
〈国立感染症研究所ホームページ〉

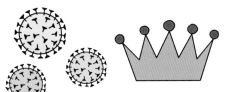

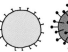

コロナウイルスの「コロナ」は、「王冠」の意味。形が王冠に似ていることからその名がついた。

コロナウイルスには多くの種類があり、7種類が人に発熱などの症状を起こす。SARSとMERSの病原体もコロナウイルスの仲間。

コロナウイルスのうち重症になるのは3種類で、新型コロナウイルスは、2019年に見つかったコロナウイルスなので、「新型」とよばれている。

感染症とのたたかいは続く

☀ 人類の活動で広がる感染症

新興感染症が起こる原因として、都市に人口が集中したことや環境破壊、貧困などが考えられます。

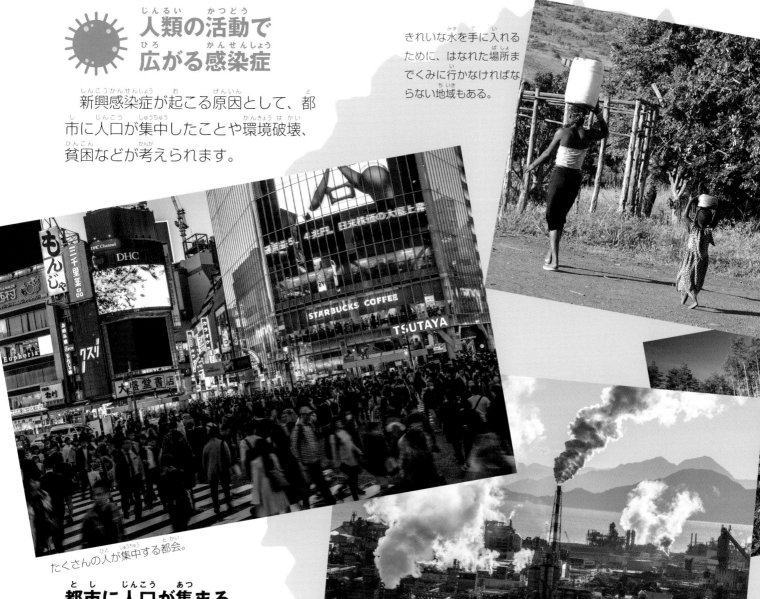

きれいな水を手に入れるために、はなれた場所までくみに行かなければならない地域もある。

たくさんの人が集中する都会。

工場などから、地球温暖化の原因となる二酸化炭素などが出される。

都市に人口が集まる

世界の人口は増え続け、2020年現在で約77億人にも達しています。中でも、都市に人が集まる傾向があります。

人口が集中する地域では、病原体に感染する危険性が高く、感染症が広がりやすくなります。

地球温暖化で熱帯の感染症が広がる

工場や自動車などから出される二酸化炭素などが大気中に増えると、地球の気温が上がることにつながります。これが地球温暖化です。

地球温暖化が進むと、熱帯地方に多い蚊がすむことができる範囲が広がり、感染症をうつす可能性が高まります。

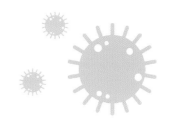

新興感染症など、今もなお、感染症は人類をおびやかしています。新興感染症の発生と広がりの原因には、人間のくらし方の変化も関係があると考えられています。

衛生環境の悪さや貧困

アフリカやアジアなどには、きれいな水が使えない、下水設備がないなど、感染症にかかりやすい地域がたくさんあります。感染症の予防や治療のための施設や設備がじゅうぶんではない地域もあります。また、感染症にかかっても貧しさのために、手当てが受けられない人もたくさんいます。

森林が減っている

木材を手に入れるためや、畑や住宅をつくるためなどに、森林が切り開かれています。とくに熱帯地方では、広大な森林が失われてきました。森林を切り開くことで、人と野生動物が濃厚に接触したり、病原体をもつ蚊にさされたりする機会が増えます。

切り開かれた森林。

生活や社会にも大きな影響が

昔から、感染症は人々の生活や社会に大きな影響をあたえてきました。科学が発達した現在でも、感染症の影響は少なくありません。それどころか、人口が増え、交通機関などが進歩したことにより、影響がより大きくなりやすいとも考えられます。

人類と感染症のたたかいは、今も、そしてこれからも続いていくのです。

減っていた感染症がまた流行

昔から知られていた感染症で、一時は感染者が減っていたものの、近年また増える傾向にあるものを、再興感染症といいます。再興感染症として、狂犬病、デング熱、マラリア、結核などがあげられます。

再び増えている原因はさまざまです。例えば結核は、高齢化が進み、結核の症状が出やすい人が増えたことや、結核が多い地域から来る人が増えたことなどが、原因としてあげられています。

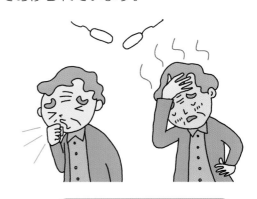

3巻では、感染症が社会にあたえる影響について調べましょう。

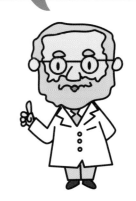

37

さくいん

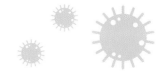

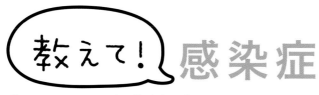

教えて！感染症
「かぜ」から「新型コロナ」まで
2
感染症と人類のたたかい

監修　土井洋平

藤田医科大学医学部微生物学講座・感染症科教授、米国ピッツバーグ大学医学部感染症内科准教授。感染症患者の診療、薬剤耐性菌（抗菌薬が効かなくなってしまった細菌）の基礎研究、各種感染症の臨床研究などを専門に活動している。

装幀・デザイン	高橋コウイチ（WF）
本文レイアウト	シードラゴン
企画・編集	山岸都芳・増田秀彰（小峰書店）
編集協力	大悠社
表紙イラスト	どいせな
イラスト	フジタヒロミ、大石容子
図版	アトリエ・プラン

2020年11月30日　第1刷発行

監修者　土井洋平
発行者　小峰広一郎
発行所　株式会社 小峰書店
　　　　〒162-0066
　　　　東京都新宿区市谷台町4-15
　　　　電話　03-3357-3521
　　　　FAX　03-3357-1027
　　　　https://www.komineshoten.co.jp/

印刷　株式会社 三秀舎
製本　株式会社 松岳社

参考文献

● 河岡義裕・今井正樹／監修『猛威をふるう「ウイルス・感染症」にどう立ち向かうのか』ミネルヴァ書房
● 齋藤光正『イラストでわかる微生物学超入門　病原微生物の感染のしくみ』南山堂
● 岡田晴恵『人類VS感染症』岩波書店
● 岡田晴恵『感染症とたたかった科学者たち』岩崎書店
● 岡田晴恵『キャラでわかる！　はじめての感染症図鑑』日本図書センター
● 岡田晴恵『どうする!?　新型コロナ』岩波書店
● 岡田晴恵『正しく怖がる感染症』筑摩書房
● 岡田晴恵【図解】歴史をつくった7大伝染病』PHP研究所
● 池上彰／監修、伊波達也／文『シリーズ　疫病の徹底研究　①人類の歴史は疫病との闘いの歴史』講談社
● 池上彰／監修、稲葉茂勝／文『シリーズ　疫病の徹底研究　②風邪かインフルエンザか？』講談社
● 坂上博『シリーズ　疫病の徹底研究　③現代の疫病・さらなる恐怖』講談社
● 坂上博『シリーズ　疫病の徹底研究　④疫病対策・わたしたちのできること』講談社
● 岡田晴恵『ちくま新書580　感染症は世界史を動かす』筑摩書房
● 仲野徹『14歳の世渡り術　みんなに話したくなる感染症のはなし 14歳からのウイルス・細菌・免疫入門』河出書房新社
● 左巻健男／編著『世界を変えた微生物と感染症』祥伝社
● 蟻田功『科学・技術の最前線2　地球上から天然痘が消えた日―国際医療協力の勝利』あすなろ書房
● 内海孝『日本史リブレット96　感染症の近代史』山川出版社
● マイケル・オスターホルム、マーク・オルシェイカー／著　五十嵐加奈子、吉嶺英美、西尾義人／訳『史上最悪の感染症　結核、マラリアからエイズ、エボラ、薬剤耐性菌、COVID-19まで』青土社
● 中島秀喜『感染症のはなし　新興・再興感染症と闘う』朝倉書店
● 本田順一、操華子／編著『基礎からわかる感染症』ナツメ社